HYGIÈNE DE L'OEIL

Par L. SIMON,

EX-PHARMACIEN CIVIL, ANCIEN PRÉPARATEUR DE CHIMIE,

Médecin-Oculiste, Successeur de Régis

HYGIÈNE DE L'OEIL,

OU

EXPOSÉ SUCCINCT

DES DIVERSES CAUSES OCCASIONNELLES DES MALADIES OCULAIRES,
ET DES MOYENS HYGIÉNIQUES GÉNÉRAUX PROPRES A PRÉVENIR
OU A ENRAYER LA PLUPART DE CES AFFECTIONS A LEUR DÉBUT,

Par **L. SIMON,**

EX - PHARMACIEN CIVIL, ANCIEN PRÉPARATEUR DE CHIMIE,

Médecin-Oculiste, Successeur de Régent.

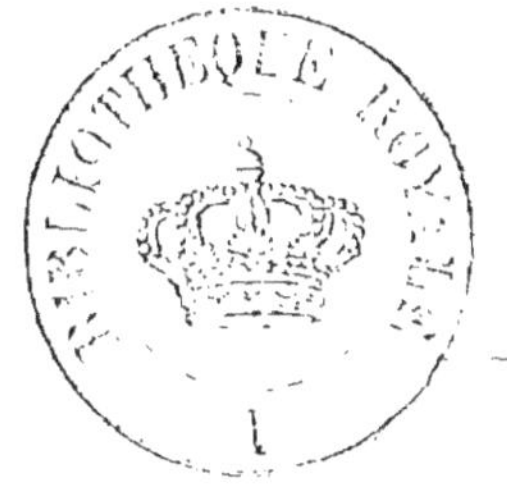

A PARIS,

CHEZ L'AUTEUR, RUE SAINT-DENIS, N° 247,
Maison de l'Hôtel de Rouen.

1841.

Imp. de Pollet et Cie, rue St-Denis, 880.

HYGIÈNE DE L'ŒIL.

Convaincu par l'expérience de plusieurs années d'étude spéciale sur les maladies d'yeux, que la plupart de ces maladies naissent ou s'aggravent par la négligence extrême des malades, j'ai jugé utile de publier cette brochure dans laquelle je signale les dangers résultant d'une telle négligence.

En effet, quoique l'œil soit formé de parties très délicates et facilement altérables, on néglige néanmoins de lui donner les soins essentiels à sa conservation.

Ici, c'est la mère sans expérience et par excès de tendresse mal entendue, qui tourmente à tous momens son jeune enfant par des caresses qui le privent de repos et de sommeil dont il a si grand besoin à cette première époque de la vie, qui l'agace sans cesse pour lui faire ouvrir les yeux encore d'une faiblesse et d'une débilité extrêmes, comme le reste de son frêle individu, ou enfin qui lui découvre souvent la tête pour lui ajuster de nouveaux bonnets ornés de dentelles, etc.

Là, c'est la nourrice imbue de préjugés absurdes et d'une incurie complète, qui change de langes et emmaillote son nourrisson devant un feu clair et ardent de cheminée, qui lui lave les yeux avec de l'eau trop chaude ou trop froide, souvent impure, ou ce qui est encore préférable dans son esprit routinier, avec sa salive parfois chargée de mucosités buccales et de saburre ; qui le tient indistinctement dans un courant d'air froid ou chaud, qui le place en regard d'une croisée à travers laquelle pénètrent de vifs rayons lumineux ou solaires, dans une chambre humide et froide, ou remplie de fumée et de gaz irritants, qui le met, pendant qu'elle est aux champs, coucher, soit sous des arbres dont les feuilles sont remplies de cantharides et d'insectes venimeux, soit au milieu de plantes aromatiques vénéneuses ou près de marais chargés de matières en décomposition, et dont il se dégage une plus ou moins grande quantité de gaz excitants et délétères.

A un âge plus avancé, lorsque le temps des études est arrivé, nouvelles imprudences et nouvelles fautes de la part des parents et des maîtres chargés de l'instruction. Alors, sans égards aucuns pour la vue, qu'elle soit faible ou forte, on oblige indistinctement les jeunes élèves au même travail d'application ; on néglige à cette époque d'observer strictement les saines lois de l'hygiène touchant la santé générale des enfants, et l'œil en particulier.

Les études étant achevées, arrive le moment de se créer un état, et là encore les parents s'inquiètent généralement peu si la vue de leurs enfants leur permettra de suivre la carrière à laquelle ils les destinent.

Maintenant, si nous suivons ces derniers qui, n'étant plus soumis à la volonté de leurs parents, n'ont alors d'autre guide que celui de leur raison et de leur expérience propres, nous verrons encore combien ils s'écartent des règles hygiéniques tracées pour la conservation de l'organe important qui nous occupe ici.

En effet, s'agit-il de toilette, de soins de propreté, que toujours les ongles, les cheveux, les oreilles, les dents et le corps en général sont soignés, sans que l'œil en particulier le soit. Remarque-t-on la surexcitation, la rougeur, le picotement que causent la fumée et les vapeurs alcooliques, que pour ne pas déroger à ses habitudes ordinaires, on va tous les jours passer plusieurs heures dans des estaminets ou tabagies. Apprécie-t-on le danger des veilles prolongées, des bals, des spectacles, qu'on se livre sans frein à ces sortes de plaisirs. A-t-on le goût du dessin, de la peinture, de la lecture ou de divers ouvrages d'aiguille très appliquants, qu'on s'adonne encore à ce genre de travail sans aucune précaution ni modération ; ainsi que des faits nombreux viennent journellement nous révéler ces tristes vérités, qui ne peuvent sérieusement donner lieu à controverse par personne.

Pour rendre cet exposé de plus en plus péremptoire, interrogeons les familles, et nous verrons qu'il en est peu qui n'aient pas eu au moins un de leurs membres victime de l'un ou de l'autre des torts que je signale ici. Enfin, interrogeons aussi les artisans et les ouvriers, et nous acquerrons promptement la certitude que plusieurs d'entre eux sont frappés de cécité complète ou presque complète pour être restés indifférents à toutes mesures de sage précaution commandée par la raison et la prudence.

Parmi les classes de la société qui ont le plus à souffrir de la vue, ce sont les bureaucrates, les peintres, les dessinateurs, les graveurs, les horlogers, les manufacturiers de produits chimiques, les plâtriers. les taneurs, les cultivateurs au temps des semailles, les jardiniers aux époques des tailles et récoltes des treilles et espaliers, les fondeurs, les forgerons, les burineurs, les brodeurs, les teinturiers, les ramoneurs, les charbonniers, les ouvrières en reprises et les blanchisseuses, les tailleurs de pierres et de cristaux, les tourneurs et ciseleurs, les moissonneurs, les navigateurs et les vidangeurs.

Tous les individus livrés journellement à tous ces travaux nuisibles à l'œil, et qui devraient plus que tous autres se tenir en garde contre les maladies oculaires dont ils sont constamment menacés, ne font rien en général ni pour les prévenir ni pour les enrayer à leur début. Nous pouvons constater ce fait par les nombreux malades que nous rencontrons tous les jours dans notre clientelle, lesquels souffrent déjà depuis plusieurs mois sans avoir encore rien fait pour leur guérison.

Les uns ont une ophthalmie aiguë ou chronique, un larmoiement ou épiphora causé par une obstruction des voies lacrymales, une amaurose incomplète, des taies et opacités des cornées, des ulcères superficiels, des orgelets, et diverses autres affections oculo-palpébrales, sans que jusque-là ils aient eu la pensée de recourir à aucun moyen curatif. D'autres ont eu ou ont encore des scories de fer, de bois, de verre ou de pierre, incrustées dans la conjonctive ou dans les lames superficielles de la cornée, qu'ils ne recourent aux avis d'un médecin éclairé qu'après plusieurs jours de souffrance et que le mal a fait de profonds ravages, etc. Bref, c'est dans la ferme persuasion, ainsi que je l'ai déjà dit en commençant, que la plupart de ces affections diverses apparaissent et s'entretiennent par le manque de soins, que je me suis déterminé à les énumérer ainsi que les principaux moyens hygiéniques propres à les prévenir ou à les enrayer désormais.

Soins hygiéniques que réclament les enfants, touchant la conservation de leur vue.

La structure organique du globe oculaire et de ses annexes chez les jeunes enfants, est encore si frêle, si délicate et si imparfaite à cette première époque de la vie, qu'on ne saurait prendre assez de précautions et de soins pour la conservation de cet organe important.

Ces soins, au moment de la naissance, consistent à laver doucement les régions oculaires avec de l'eau tiède bien pure, et de les sécher ensuite avec un linge fin légèrement chauffé; à débarrasser la tête de la matière muqueuse et cébacée dont elle est fréquemment enduite avec de l'huile tiède, et à la tenir, après avoir été ainsi nettoyée, constamment couverte de calottes en flanelle chaude, puis à placer le nouveau-né auprès de la mère, en couvrant la figure de celui-là avec une gaze claire pour la soustraire au contact extérieur froid. Les assistants, pour satisfaire leur curiosité, ne doivent jamais pousser la mère ou la garde à découvrir l'enfant, attendu que cette douce chaleur et cette soustraction de vive clarté lui sont alors très nécessaires.

Aux heures de changer le nourrisson de langes, il est préférable de le faire à une douce chaleur de poêle qu'à celle d'un feu clair et ardent de cheminée, et de ne procéder à ces petits soins de propreté qu'après avoir préalablement préparé et chauffé tous les vêtemens destinés à la toilette. Si les paupières sont agglutinées, réunies par de la chassie, s'il existe de la rougeur de l'œil, on doit les laver avec des décoctions légères de son ou de plantes émollientes tièdes.

La vanité des parents ne doit jamais les porter à enjoliver les bonnets de leurs tout jeunes enfants par des dentelles ou garnitures, lesquelles peuvent avoir souvent pour effets fâcheux de continuellement fixer les regards de ces derniers sur ces objets de parure et de les disposer au strabisme.

L'œil du jeune enfant doit être mû en tous sens comme le reste du corps, dans le but utile d'exercer et de faire convenablement fonctionner tous les muscles oculaires pour leur donner à chacun un égal degré de force et de mobilité. C'est le tort extrême qu'ont presque toutes les nourrices à gages de n'apporter aucune attention à cet égard, et de ne rien faire absolument pour contribuer au développement progressif des muscles en général ; c'est toujours la coutume routinière qui fait loi chez elles, et jamais la saine raison et le devoir impérieux. Chargé pendant plusieurs années, comme directeur d'un établissement important de nourrices, de recueillir les nombreuses observations faites par les médecins auxquels la surveillance active de ces nourrices et de leurs nourrissons était confiée, j'ai pu me convaincre de cette vérité, que toujours ceux-ci auraient été placés comme des automates dans leur berceau, si le zèle et la philantropie éclairés des médecins n'avaient pas constamment présidé aux actes coupables de ces *nourrisseuses*, pour la plupart inhabiles à remplir les devoirs sacrés qu'impose le noble travail de l'allaitement.

En exerçant et faisant fonctionner modérément l'œil, on lui fait acquérir par cet exercice favorable le degré progressif de mobilité convenable : en même temps qu'on fortifie de plus en plus la vue. Pour cela, dès que l'enfant peut distinguer les objets, on doit les lui présenter dans toutes les directions, afin que l'œil en cherchant à les mettre en rapport avec son point pupillaire ou axe visuel pour les apercevoir, se meuve en tous sens, et fasse, par ces mouvements divers, fonctionner les muscles qui le retiennent dans la fosse orbitaire. Plus tard, quand les fonctions visuelles s'exécutent convenablement, on doit modérer le travail de l'œil ; or, on conduira le moins possible l'enfant en soirée, au spectacle, dans les lieux où les rayons solaires dardent, où le vent est froid et chargé de poussière. On évitera aussi avec soin le contact direct d'un feu ardent de cheminée, d'une vive flamme de gaz, de la fumée, d'objets polis et brillants, de la neige, et généralement de tous agents extérieurs irritants.

A cet âge encore tendre, l'application aux petits ouvrages d'agrément, aux études, etc., ne doit jamais être longuement soutenue ; il faut graduer peu à peu le travail de l'œil, et le proportionner à ses forces visuelles. Plus tard encore, à l'époque des hautes études, tout en étant avec raison désireux de voir l'élève faire de rapides progrès, on doit donner à l'œil le repos et les soins assidus qu'il réclame pour sa conservation. Si l'enfant est myope ou presbyte, il lui faut faire porter des lunettes appropriées à sa vue ; s'il est louche, ses cahiers et ses livres doivent être placés dans la direction de l'axe visuel ; si la vue est faible, il lui faut une lumière vive et pure ; si, au contraire, elle est très impressionnable aux rayons lumineux et que l'œil s'irrite facilement, on diminuera l'intensité de la lumière, soit par une gaze, soit par des lunettes bleues. Dans les cas de faiblesse ou atonie de l'organe oculaire, on emploiera avec avantage les collyres astringents et résolutifs, composés d'infusions légères, limpides et froides, de roses de Provins et de fleurs de grenadiers, auxquelles on pourra ajouter quelques gouttes d'un alcoolat aromatique, tels que ceux de mélisse, de lavande, de citron et de térébenthine composés, etc. Dans les cas d'irritabilité, de rougeur et de cuisson, les infusions tièdes et légères de fleurs de sureau, de mélilot, de coquelicot, les eaux distillées de plantain, de bluet et de laitue, conviendront à merveille.

Tous ces petits soins qui devraient journellement faire partie de la toilette, étant complètement négligés dans les pensionnats ou colléges, il serait bien à désirer pour beaucoup d'enfants dont la vue est mauvaise, que les parents les fissent instruire chez eux par des maîtres particuliers, qui ne négligeraient à l'égard de leurs élèves aucune des sages et minutieuses précautions que j'indique ici. En effet, pour peu qu'on veuille examiner les jeunes pension- naires ou collégiens, on les verra pour la plupart atteints d'affec- tions oculaires plus ou moins graves, et presque toujours négligées.

Au moment de faire choix d'un état, on doit explorer minu- tiéusement l'œil, pour acquérir la certitude que sa conformation est bonne, et que ses fonctions visuelles s'exécutent convenable- ment. Négliger cette exploration importante, c'est avoir le tort grave de compromettre de plus en plus la vue de son enfant, et de l'exposer à des sacrifices de temps et d'argent en pure perte, s'il est plus tard forcé d'abandonner la carrière qu'on aura voulu primitivement lui faire suivre.

En observant ponctuellement les règles et lois d'hygiène dont je donne l'exposé succinct dans cette brochure, on pourra prévenir ou enrayer beaucoup d'affections oculaires, particulièrement celles qui naissent sous l'influence de causes bénignes, qui sont acciden- telles, locales et de peu de gravité. Mais si malgré tous ces soins et précautions que j'indique ici, on ne pouvait prévenir le mal ou l'enrayer à son début, on devrait sans différer recourir aux avis éclairés d'un médecin spécial, seul vraiment apte à le combattre sûrement et promptement.

Dès qu'une maladie est déclarée, on doit s'abstenir de toute médication ; la médecine exigeant des connaissances profondes et une longue expérience, pour pouvoir, non seulement apprécier la nature du mal, mais encore faire choix des nombreux moyens médicaux et chirurgicaux propres à sa guérison ; les gens complè- tement étrangers à cet art ne peuvent entreprendre de se traiter seuls sans s'exposer aux plus funestes erreurs.

Les maladies oculaires les plus communes chez les enfants depuis la naissance jusqu'à l'âge de sept ans, sont : l'épiphora ou larmoiement causé par l'extrême faiblesse des organes de l'œil en général, et des voies lacrymales en particulier, lesquelles ne peuvent encore fonctionner convenablement, et charrier, conduire dans le canal nazal les larmes abondamment secrétées par les glandes lacrymales surexcitées.

L'ophthalmie accidentelle, légère, produite par des agents extérieurs, irritants et morbifiques, dont il a déjà été parlé, ou bien survenue dans le cours d'un travail inflammatoire général des muqueuses, particulièrement à l'époque de la dentition.

Le strabisme provenant, soit, de l'inégalité dans le degré de force ou dans la longueur des muscles môteurs des yeux, soit de leur contraction spasmodique par suite de convulsions, etc.

Les boutons, orgelets, verrues, les ulcères superficiels, les taies et opacité des cornées, enfin l'ophthalmie puriforme, dite des nouveaux-nés, dont le développement est brusque, la marche rapide, les symptômes éminemment graves, et les suites toujours funestes, si l'on ne s'empresse d'y opposer immédiatement une médication ratiounelle.

Chez les adolescents et les adultes, outre les diverses affections oculo-palpébrales dont il vient d'être parlé, on voit communément naître des ophthalmies aiguës causées par un travail immodéré de l'œil, par la suppression d'un flux humoral ou sanguin, par une métastase variolique, vérolique, psorique, scrophuleuse, dartreuse, rhumatismale, par une pléthore sanguine, ou par le contact d'agents morbifiques externes.

L'affaiblissement partiel ou général, et diverses illusions prématurées de la vue, quelquefois même la cécité complète résultant d'écarts dans le régime de vie, particulièrement chez ceux qui se livrent à l'acte honteux de la masturbation, aux boissons capiteuses, etc.

Enfin, chez les vieillards, les ophthalmies chroniques, l'embarras des voies lacrymales, la laxité ou relâchement de tous les tissus organiques du globe oculaire et de ses annexes, la presbytie ou dépression plus ou moins marquée des cornées, la cataracte, la paralysie partielle ou totale de la rétine, vulgairement appelée *goutte sereine, amaurose*, les kystes et autres affections palpébrales.

Résumé des soins hygiéniques généraux que l'œil réclame pour sa conservation.

Bien que dans cette brochure je me sois à dessein répété plusieurs fois, je crois utile de le faire encore sous forme de résumé, dans le but d'épargner aux personnes qui m'auront déjà lu une perte de temps en recherches pour mettre à profit les avis que je leur donne. Convaincu, comme je l'ai dit en commençant, que la plupart des maladies oculaires naissent ou s'aggravent par la négligence des malades ou par l'ineptie de ceux qui les entourent, je juge d'une utilité incontestable de reproduire souvent les mêmes préceptes pour qu'il ne leur soit plus désormais possible de trouver aucun prétexte à cette négligence et à cette ineptie coupables. L'importance extrême que j'attache à tous ces soins hygiéniques que j'ai minutieusement pris soin d'indiquer, et le désir infini que j'ai de voir mes avis salutaires s'inculquer dans l'esprit de mes lecteurs, me fait une loi de ne rien négliger pour atteindre sûrement ce but.

Or, tous les matins en faisant sa toilette, on doit, pendant quelques secondes, mettre baigner les yeux dans une œillère contenant, soit des infusions émollientes tièdes, s'il existe de la rougeur et de l'irritation, soit des infusions ou eaux distillées froides et aromatiques, s'il y a faiblesse ou relâchement des tissus organiques palpébro-oculaires, ou enfin, débarrasser chez les jeunes enfants et chez les vieillards la chassie épaisse dont les bords libres des paupières sont quelquefois enduits, avec un linge fin imbibé d'huile d'amandes douces.

Préserver les yeux des rayons solaires, de la vive clarté des feux ardents de tous corps en ignition, et de ceux qui sont polis, brillants, et dont les reflets éblouissants impressionnent la vue d'une manière pénible ; les préserver aussi de la poussière, de la fumée, des vapeurs et des gaz excitants.

Modérer, autant que faire se peut, le travail de l'œil, en ne se livrant qu'avec réserve à la lecture, à l'écriture, au dessin, à la peinture et à tous autres ouvrages qui exercent activement la vue.

Éviter soigneusement le refroidissement subit du corps en général, et celui de la tête en particulier.

Se soustraire aussi, autant qu'il est en soi, aux émotions vives et pénibles ; faire un usage très modéré des boissons capiteuses, et généralement de tout ce qui peut exciter et énerver.

Éviter la pléthore sanguine, la constipation, l'embarras des voies digestives, etc.

Les individus occupés aux travaux nuisibles dont il a été précédemment parlé, et qui ne peuvent se soustraire aux divers agents morbifiques externes que nous avons déjà énumérés, doivent constamment se tenir en garde contre les maladies oculaires auxquelles ils sont journellement exposés. A cet effet, on préviendra ou l'on atténuera souvent le mal par des lunettes à verres colorés, par des visières en taffetas vert, par des rideaux ou des stores de couleur aux croisées, par des dissolutions en vaporisation dans les pièces ou lieux de travail, chargés de gaz exitants dans le but de les neutra-

liser, par des collyres et des pommades appropriées, par des pédiluve.
et quelques agents thérapeutiques internes, tels que tisanes légères,
lavements, laxatifs doux, et de tous autres petits soins hygiéniques
peu coûteux, promptement administrés et qui peuvent puissamment
concourir au maintien de la santé générale.

Nota. Avant de terminer ce faible travail touchant les maladies oculaires, je crois utile encore d'arrêter quelques instants
l'attention sur divers troubles survenus dans la vision et contre
lesquels la médecine est impuissante sans le secours des instruments
d'optique.

Par exemple, après l'opération de la cataracte, ou extraction
du cristallin, cette partie lenticulaire importante de l'œil, la vision
est troublée sensiblement : les rayons lumineux chargés d'apporter
à la rétine l'image des objets, n'arrivant plus d'une manière aussi
concentrique à cette membrane essentiellement douée de percep-
tibilité, le malade ne peut alors distinguer que confusément, s'il
n'a recours à des lunettes appropriées à sa nouvelle vue : sou-
tenir que l'opération de la cataracte, même la mieux pratiquée,
fait complètement recouvrer la vue, c'est abuser de la crédulité
publique et prouver son ignorance en optique.

L'emploi des lunettes devient encore indispensable lorsqu'il y
a absence de poils surciliers et ciliaires, cause fréquente d'ophthalmie.

Dans les cas de myopie, communément appelée vue basse, cau-
sée, soit par la convexité trop prononcée de la cornée ou du
cristallin, soit par la densité anormale des humeurs de l'œil, soit
enfin par l'extrême profondeur de l'organe, disposition particulière
vicieuse, qui occasionne une réfraction trop considérable des rayons
lumineux, lesquels se réunissent avant d'arriver à la rétine, s'en-
tre-croisent pour aller ensuite en divergeant se perdre pour ainsi

dire sur divers points de cette membrane, et ne lui faire percevoir alors qu'une image confuse.

Dans les cas de presbytie ou impossibilité de voir de près, occasionnée, soit par l'affaissement de la partie antérieure de la cornée et du cristallin, soit par le trouble et la déperdition des humeurs de l'œil, altérations qui produisent des effets optiques contraires à ceux dont il vient d'être parlé plus haut touchant la myopie.

Enfin, dans ceux de nictalopie, et généralement lorsqu'il existe de la surexcitation dans la fibre nerveuse appartenant aux parties constituantes de l'œil.

A PARAITRE INCESSAMMENT:

LE

TRAITÉ ÉLÉMENTAIRE D'OPHTHALMOLOGIE,

suivi

D'UN ABRÉGÉ D'OPTIQUE.

Ce traité contiendra l'anatomie, la physiologie et la pathologie de l'Œil, les causes occasionnelles particulières des diverses maladies oculaires, les effets plus ou moins fâcheux résultant de leur existence prolongée, et les moyens thérapeutiques propres à les combattre d'une manière efficace; enfin, l'explication des divers phénomènes physiques relatifs à la lumière et à la vision.

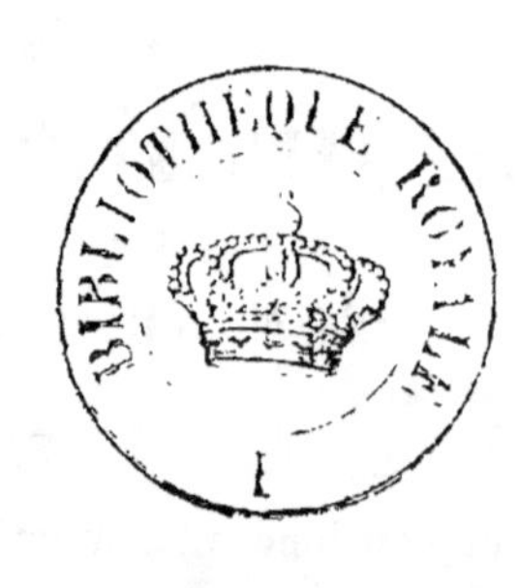